MANUEL

DE

L'INFIRMIER MILITAIRE

OU

INSTRUCTION

SUR LE SERVICE DES INFIRMIERS MILITAIRES AUPRÈS
DES MALADES DANS LES HOPITAUX DE L'IN-
TÉRIEUR OU AUX AMBULANCES.

Approuvé par le Ministre de la guerre,
le 25 août 1845.

PARIS,

1850.

MANUEL

DE

L'INFIRMIER MILITAIRE.

Imprimerie GERDÈS, rue Saint-Germain-des-Prés, 10.

MANUEL

DE

L'INFIRMIER MILITAIRE

OU

INSTRUCTION

SUR LE SERVICE DES INFIRMIERS MILITAIRES AUPRÈS
DES MALADES DANS LES HOPITAUX DE L'IN-
TÉRIEUR OU AUX AMBULANCES.

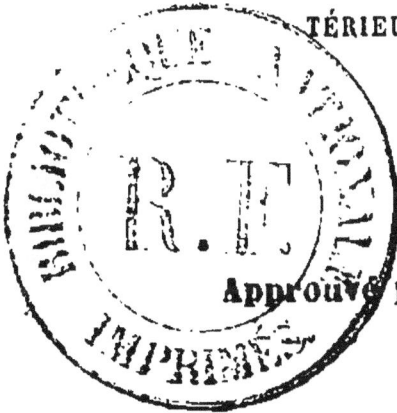

———

Approuvé par le Ministre de la guerre,
le 25 août 1845.

———•◦•———

PARIS.

1845

1850

TABLE MÉTHODIQUE

DES MATIÈRES.

TITRE Ier.

SERVICE DANS LES HOPITAUX.

—

CHAPITRE Ier.

SERVICES DES INFIRMIERS ORDINAIRES.

—

CHAPITRE II.

SERVICES DES INFIRMIERS-MAJORS.

—

Iʳᵉ SECTION.—*Devoirs généraux.*

Surveillance à exercer sur les infirmiers, importance de leurs fonctions.—De leurs obligations envers les malades, les officiers de santé et les officiers d'administra-

TITRE II.

SERVICE EN CAMPAGNE.

MANUEL

DE

L'INFIRMIER MILITAIRE.

PRÉAMBULE.

Les militaires malades admis dans les hôpitaux ne pouvant pas toujours se servir eux-mêmes, pour la satisfaction de leurs besoins, ou pour l'exécution des prescriptions médicales, ce soin est confié aux infirmiers militaires, sous la direction des officiers de santé et des officiers d'administration.

Cette mission, bien que secondaire, est très importante : car, ainsi que l'a dit le médecin le plus célèbre de l'antiquité, il ne suffit pas, pour obtenir la guérison d'un malade, que l'homme de l'art agisse convenablement, il faut aussi qu'il en soit de même de la part du malade et de la part des personnes qui l'assistent.

Les infirmiers se trouvent dans cette der-

nière catégorie à l'égard des militaires malades : auxiliaires naturels des officiers de
santé, leur premier devoir est de se montrer
fidèles exécuteurs des ordres qu'ils reçoivent ;
ces ordres, du scrupuleux accomplissement
desquels dépend souvent la vie des malades,
doivent être pour eux aussi sacrés qu'une
consigne ; sous aucun prétexte ils ne doivent ni les discuter ni les modifier.

Quoique circonscrits dans cette sphère, les
services des infirmiers ne laissent pas que
d'être recommandables. Si l'on ne voit jamais sans un touchant intérêt les soins donnés à un malade par ses propres parents, les
infirmiers militaires ne doivent pas moins
compter sur l'estime des âmes honnêtes et
particulièrement sur celle de l'armée, eux
qui, n'étant liés que par le devoir aux malades qu'ils assistent et remplissant leurs
pénibles fonctions quelquefois au péril de
leur propre vie, concourent à la conser-
vation des défenseurs de l'Etat, soit en leur
prodiguant des soins fraternels dans les hôpitaux, soit en les enlevant blessés du champ
de bataille au risque d'être frappés eux-
mêmes, soit enfin en les sauvant dans certaines attaques, par la force des armes et par
le courage.

C'est dans la prévoyance de cette dernière
nécessité, que les infirmiers militaires doivent être exercés au maniement des armes ;

mais comme ce n'est heureusement qu'une éventualité rare dans leur carrière, ces exercices doivent être restreints dans des bornes convenables, et c'est surtout à l'éducation hospitalière qu'ils doivent s'attacher pour atteindre le but essentiel de leur institution : dans cette vue, il a paru utile de rassembler et de subordonner aux indications de l'art, dans la présente instruction, les détails les plus ordinaires de leur service dans les hôpitaux ou dans les ambulances actives.

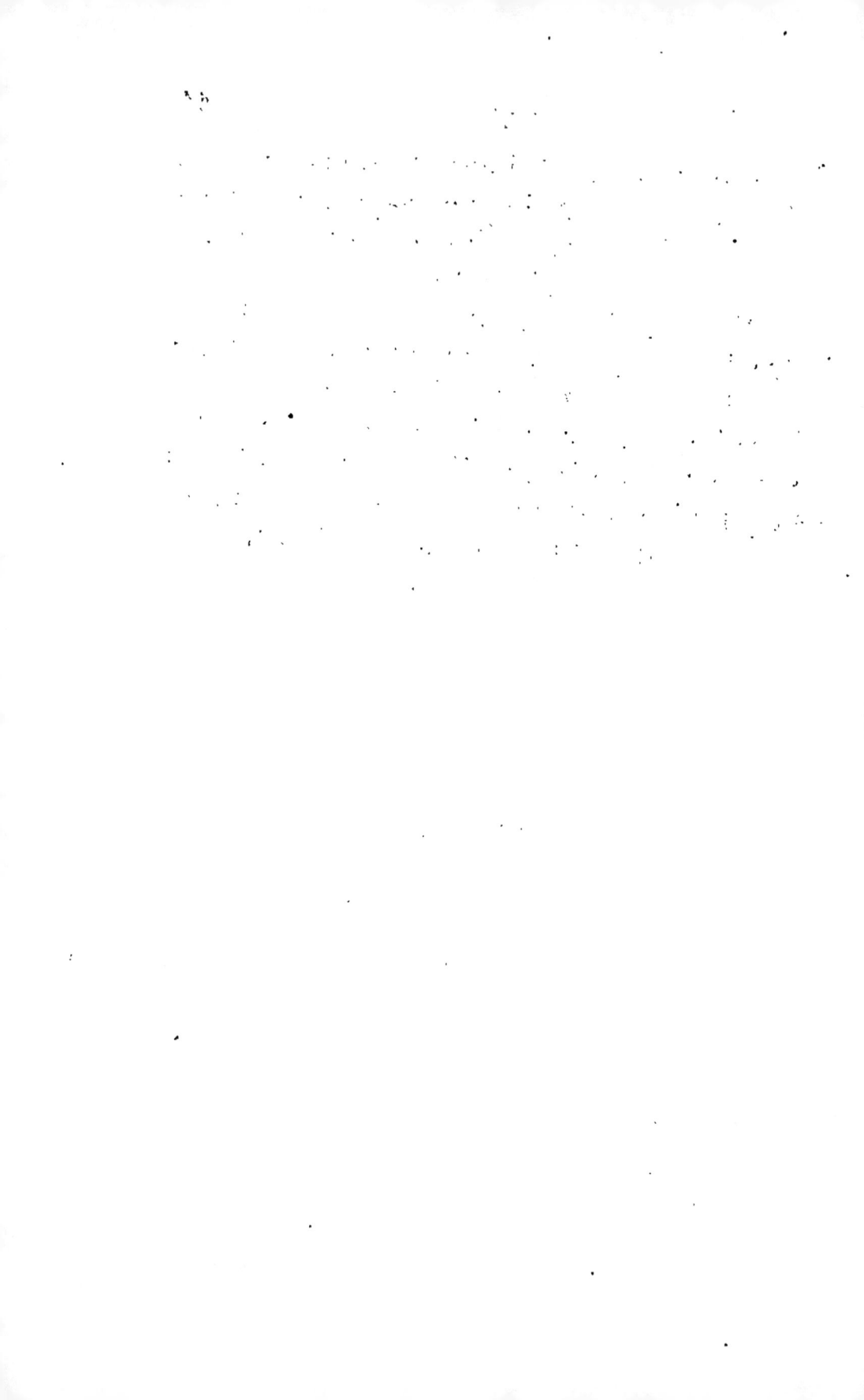

TITRE Ier.

SERVICE DANS LES HOPITAUX.

———

Le service des infirmiers auprès des malades se compose, d'une part, d'actes qui se reproduisent journellement avec une constante régularité et dont l'exécution comporte, par conséquent, des préceptes généraux ; de l'autre, d'actes accidentels et variables auxquels s'appliquent des règles spéciales : c'est sous ce double point de vue qu'il va être successivement considéré.

———

CHAPITRE Ier.

SERVICE DES INFIRMIERS ORDINAIRES.

—

Ire SECTION.—*Soins journaliers.*

§ 1er.

Avant la visite du matin.

1. Tous les matins, les soins de propreté et de salubrité doivent être terminés avant la visite : les fenêtres et les ventilateurs auront

été ouverts plus ou moins de temps, selon l'état de l'atmosphère, afin de renouveler l'air intérieur des salles et de chasser celui qui s'y est chargé, pendant la nuit, de principes nuisibles : on aura grand soin, toutefois, de ne jamais ouvrir les fenêtres dont le courant d'air pourrait incommoder les hommes dangereusement malades, particulièrement ceux qui toussent ou qui transpirent; pour les mêmes motifs, on ouvrira de préférence les fenêtres opposées au côté d'où le vent souffle; on les fermera aussitôt que les salles auront été balayées et que l'air intérieur aura été suffisamment renouvelé, afin de ne pas produire un trop grand abaissement dans la température générale de la salle, et afin que les malades qu'on est obligé de découvrir pendant la visite ou pendant les pansements ne soient pas exposés à des refroidissements dangereux.

2. Pendant que les fenêtres sont ouvertes, comme il vient d'être dit, les infirmiers réparent le désordre des lits, remettent les latrines dans l'état de propreté convenable, vident et rincent les vases à excrétions, à l'exception des crachoirs et des vases de nuit des hommes les plus malades dont l'inspection doit être faite à la visite, ainsi que les vases dans lesquels les infirmiers eux-mêmes remarqueraient quel que chose de particulier

qu'il leur paraîtrait utile de faire connaître à l'officier de santé traitant, comme des traces de sang dans les crachats, des matières vomies, une couleur extraordinaire de l'urine, etc.

3. Quelques malades, dans un but de dissimulation contraire à leur véritable intérêt, vident leur crachoir dans le vase de nuit avant la visite ; les infirmiers doivent s'attacher à leur faire comprendre que cette supercherie peut leur être nuisible en privant le médecin, qui n'a en vue que leur guérison ou leur soulagement, de l'un des éclaircissements les plus propres à lui faire atteindre ce but ; s'ils ne réussissent point à les en détourner, ils doivent en prendre note pour en rendre compte à l'officier de santé.

4. Les travaux avant la visite consistent également à rallumer les feux en hiver, à cirer les parquets ou les carrelages, à laver les mains et le visage des malades qui seraient hors d'état de s'acquitter de ce soin de propreté, à remplir les fontaines d'eau chaude ou d'eau froide, enfin à nettoyer les ustensiles, les pots à tisane, etc.

Les infirmiers ont soin de laisser à ceux des malades qui en ont besoin, de la tisane en quantité suffisante pour attendre le moment où ils recevront celle qui sera prescrite à la visite du matin. Ils enlèvent les fioles vides

pour les reporter à la pharmacie. Ils évitent
d'ôter aux malades des médicaments qui leur
auraient été prescrits, pour être pris à doses
fractionnées, ou qui auraient été distribués
le matin avant la visite, tels, par exemple,
que les potions purgatives, ainsi que les lini-
ments. S'ils s'aperçoivent que, par négli-
gence, oubli ou répugnance, les malades n'en
ont point fait usage, ils les exhortent à le
faire et, en cas de refus, ils en tiennent note
pour en rendre compte à l'infirmier-major
et à l'officier de santé traitant.

5. Avant le balayage, les infirmiers devront
couvrir les pots à tisane, retourner, renverser
les tasses et les gobelets, quand ceux-ci ne contiennent pas de médicaments, ou les couvrir
s'ils en contiennent, ils s'attacheront à donner
à chacun de ces objets un arrangement régu-
lier qui, non-seulement flatte l'œil et témoi-
gne de l'ordre et de la propreté apportés dans
le service, mais en outre permet aux malades de les trouver aussitôt qu'ils en ont besoin.

6. Le balayage se fait en commençant par
le pourtour et le dessous des lits, qui ne doivent jamais être appliqués contre les murs,
et en soulevant le moins de poussière possible;
ensuite les infirmiers ferment les fenêtres et
les ventilateurs.

7. Si pendant ces travaux préliminaires, un malade réclamait un médicament qui lui aurait été prescrit la veille et qu'on aurait oublié de lui délivrer, un des infirmiers irait soumettre cette demande à la pharmacie et agirait en conséquence de la réponse qui lui serait faite.

8. Immédiatement après les travaux de propreté indiqués ci-dessus, les infirmiers préparent, ainsi qu'il est dit à l'article 14, tout ce qui est nécessaire pour les pansements.

9. Tous ces préparatifs doivent être faits dans le plus grand ordre et avec le moins de bruit possible afin de ne pas troubler le repos qui vient quelquefois, après une nuit agitée, réparer l'insomnie et calmer les souffrances des malades.

§ II.

Visite du matin.

10. La visite des officiers de santé est, de tous les détails du service des hôpitaux, celui qui intéresse le plus essentiellement les malades : les prescriptions de médicaments, les pansements, les opérations chirurgicales, l'alimentation et une foule de prescriptions qui tiennent à l'ordre et à la discipline inté-

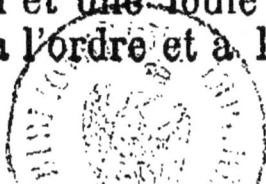

rieure ou qui intéressent la salubrité, se rat-
tachent naturellement à la visite des officiers
de santé d'hôpital; les malades en attendent
l'heure avec impatience, et la présence des
chefs du service de santé rassure et console,
alors même que la guérison n'est pas en leur
pouvoir, qu'elle ne peut même pas entrer
dans leurs promesses. Aussi, la visite doit
toujours avoir un caractère de gravité qui
fasse comprendre aux malades l'importance
qu'on attache aux soins qu'on leur donne;
elle doit se faire dans le plus grand calme,
afin que l'attention de l'officier de santé traitant ne soit détournée par aucun incident de
l'examen méthodique et approfondi des malades.

En conséquence, lorsque la visite sonne,
tous les malades doivent se coucher, les billets des entrants doivent être placés aux
pieds des lits; l'infirmier prenant la garde, en
tenue de salle, se place en tête du rang qui
lui est assigné par l'infirmier-major, celui qui
descend la garde et celui qui la prend, suivent la visite dans toute la salle, le premier
pour rendre compte à l'officier de santé traitant de tous les détails du service dont il a été
particulièrement chargé pendant les vingt-
quatre heures précédentes, le second, pour
recevoir directement des instructions sur ce
qu'il aura à faire pendant sa garde.

Infirmier descendant de garde.

11. L'infirmier qui descend la garde do^r mettre une grande prudence dans la maniè ^{d} dont il donne des informations à l'officier ^{n} santé traitant; il doit éviter de dire devae un malade quelque chose qui puisse l'alarm^r ou l'agiter; dans ce cas, il en fait son rappo à l'officier de santé traitant avant la visite.

Infirmier prenant la garde.

12. L'infirmier qui prend la garde doit écouter avec attention les recommandations qui lui sont faites par l'officier de santé traitant; elles roulent principalement sur l'heure et sur la manière d'administrer certains médicaments, sur les malades qu'il faut particulièrement surveiller, faire boire plus souvent, etc. Il reçoit, en outre, s'il y a lieu, des chirurgiens de pansements, ainsi que les infirmiers particulièrement attachés à ces chirurgiens, toutes les indications nécessaires relativement au temps pendant lequel les sangsues doivent couler ou les topiques rester appliqués.

§ III.

Après la visite.

13. Après la visite, chaque infirmier prend

les fonctions qui lui ont été d'avance assignées
par l'infirmier-major; les uns sont attachés
aux pansements, les autres à la distribution
des tisanes, d'autres enfin à la translation des
médicaments particuliers.

Pansements.

14. A l'heure fixée par les chirurgiens
chargés des pansements, un nombre d'infirmiers égal à celui des appareils se rend à la
chambre de garde pour y recevoir les appareils des mains de chaque chirurgien sous-aide.

Les infirmiers qui suivent les chirurgiens
chargés des pansements, transportent les appareils, une ou plusieurs alèzes et les paniers
destinés à recevoir le linge qui a servi aux
précédents pansements et qui ne doit jamais
être jeté sur le plancher; ils exécutent tous
les ordres particuliers que leur donnent les
chirurgiens; ils ne permettent point aux malades de prendre eux-mêmes du linge ni aucun objet dans les appareils. Tous les pansements sans exception sont faits par les chirurgiens.

15. Après les pansements, les fenêtres sont
ouvertes, avec les précautions déjà recom-
mandées, jusqu'à ce que l'air soit suffisamment
renouvelé, les appareils sont reportés par les
infirmiers dons la salle où ils doivent être dépo-

és et le linge sale provenant des pansements, après avoir été compté et noté conformément aux prescriptions de l'instruction ministé- rielle du 12 mai 1845, est rendu au magasin, d'après les règles arrêtées dans la même in- truction.

Distribution des tisanes.

16. Les infirmiers désignés pour la distri- bution des tisanes reçoivent, à cet effet, après la visite de chaque salle, du chirurgien qui tient le cahier de la pharmacie, une liste in- diquant la tisane prescrite à chaque malade; lorsque les pots ont été remplis, ils sont repor- tés dans les salles et distribués aux malades par les mêmes infirmiers, qui ont soin de bien examiner l'estampille portant le n° du lit.

17. Lorsque les tisanes doivent être bues chaudes, les infirmiers les entretiennent dans cet état, en ayant soin toutefois, quand la recommandation particulière en a été faite par l'officier de santé, de ne faire chauffer que la quantité que le malade peut boire en une ou deux fois.

Distribution des autres médicaments.

18. Celui des infirmiers qui doit aider à la distribution des autres médicaments se rend, après la visite, à la pharmacie et y attend que

le chirurgien chargé de cette distribution lui remette l'appareil dans lequel ces médicaments sont déposés; il suit ce chirurgien dans les salles et il empêche les malades de prendre eux-mêmes des médicaments dans l'appareil.

Distribution des aliments.

19. Lorsque les infirmiers sont appelés pour la distribution des aliments soit le matin soit le soir, ils se lavent les mains et revêtent un tablier propre. Ils mettent la plus grande importance à ne délivrer aux malades que les aliments qui leur ont été prescrits; ils ne donnent du bouillon qu'aux hommes qui ne sont point à la diète absolue et ils font la plus grande attention à ce que les malades ne leur dérobent pas d'aliments, de même qu'ils signalent à l'instant, à l'officier de santé qui surveille la distribution, ceux qui consomment des aliments qui ne leur ont pas été accordés.

20. Si les infirmiers ont pour devoir de veiller à ce que les malades ne se procurent jamais des aliments qui ne leur auraient pas été prescrits, ils doivent comprendre qu'ils commettraient une faute bien grave et sévèrement punissable, en faisant eux-mêmes trafic d'aliments ou de boissons, puisqu'ils se rendraient responsables des accidents survenus par leur imprudence dans la marche et

la durée de la maladie et même des événements funestes qui pourraient en résulter.

21. Après chaque repas les infirmiers ouvrent les ventilateurs et les fenêtres avec les précautions déjà indiquées et qu'on ne doit jamais négliger; ils parcourent les salles avec des bidons d'eau chaude destinée à relaver les ustensiles des malades et ils s'acquittent de ce soin avec autant de propreté que de promptitude; enfin, ils balayent de nouveau la salle, puis si la saison l'exige, ils referment les fenêtres et les ventilateurs.

Visite du soir.

22. L'infirmier de garde suit toujours l'officier de santé qui fait la visite du soir, il lui rend le compte le plus détaillé de tout ce qui est arrivé depuis la visite du matin à chacun des malades soumis à sa surveillance particulière, et de tout ce qui est survenu d'extraordinaire aux autres; il indique les entrants, donne connaissance de ce qui leur a été fait ou prescrit par le chirurgien de garde; il écoute avec attention les recommandations qui lui sont adressées et, au besoin, en prend note pour en assurer l'exécution.

§ IV.

Température des salles.

23. Entre ces différentes phases du service journalier, les infirmiers ne doivent pas négliger la température des salles, pendant les ardeurs de l'été. Le plus sûr moyen de modérer la chaleur dont les malades sont incommodés, consiste dans le soin de tirer successivement les rideaux au-devant des fenêtres qui reçoivent les rayons du soleil, tandis que les fenêtres opposées donnent passage à un air plus frais. Mais on veillera à ce que les fenêtres ne restent pas ouvertes trop tard dans la soirée, ni surtout dans la nuit. Pendant l'hiver on doit augmenter ou diminuer les feux, de manière à maintenir la température au degré indiqué par les officiers de santé en chef.

Propreté.

24. Les infirmiers ne doivent pas oublier que la propreté la plus rigoureuse est une des conditions principales de la salubrité des hôpitaux ; ils doivent donc, chaque fois que la nécessité s'en présente, balayer les salles et les dépendances ; les latrines qui ne doivent jamais être ouvertes que dans le moment du passage des individus qui s'y rendent, seront nettoyées au moins deux fois par jour, en

projetant de l'eau à grands flots, si le pavé
est en dalles avec rigoles.

Tranquillité.

25. Les infirmiers doivent tenir la main à
ce qu'il ne s'établisse point dans la salle de
conversation bruyante ou de jeux défendus et
à ce que l'on n'y fume jamais.

§ V.

Service de nuit.—Éclairage.

26. Une demi-heure avant la nuit et jusqu'au grand jour, les latrines et le couloir par
lequel on s'y rend doivent être parfaitement
éclairés.

27. Les salles doivent être aussi toujours
éclairées pendant la nuit, mais sans que les
malades puissent être dérangés dans leur
sommeil par une lumière trop vive.

Infirmier veillant.

28. C'est aux infirmiers de garde que le
service est alors confié; ils doivent faire ré-
gner, autant que possible, le repos et le silence; eux-mêmes doivent vaquer sans bruit
à leurs fonctions; ils ne doivent pas se coucher; ils doivent souvent visiter les hommes

les plus gravement atteints, respecter leur sommeil s'ils dorment, les faire boire, selon les prescriptions lorsqu'ils sont réveillés, les recouvrir, surtout en hiver, lorsqu'ils ont dérangé leurs couvertures, les interroger sur leurs besoins et les aider à les satisfaire.

IIe SECTION.—*Soins accidentels.*

29. Outre les actes qui viennent d'être énumérés, et qui chaque jour reviennent périodiquement, les infirmiers ont des occupations accidentelles, variables, mais non moins importantes ; elles concernent la réception des entrants, l'exécution de certaines prescriptions, les secours particuliers réclamés par quelques malades.

§ Ier.

Réception des entrants. — Soins au vestiaire.

30. Lorsqu'un malade entre dans un hôpital militaire, les soins des infirmiers commencent ordinairement, après les formalités d'admission, au vestiaire, où l'un d'eux est chargé de changer les vêtements du malade entrant contre ceux de l'hôpital et, à moins d'ordre contraire du chirurgien de garde, de lui laver les pieds, les mains et au besoin les autres parties du corps.

Enumération des vêtements d'hôpital.

31. Les vêtements que l'entrant reçoit, en remplacement des siens, sont un bonnet de coton, une chemise, une cravate, une capote, un pantalon, un caleçon, des chaussettes et une paire de pantoufles.

Bonnet.

32. Le bonnet de coton et surtout les effets de toile qu'on met à un malade, doivent être parfaitement secs et même, si la saison est froide, modérément chauffés.

Lavage.

33. L'infirmier attaché au vestiaire fait ensuite baigner les pieds du malade en les plongeant dans l'eau tiède contenue dans un vase destiné à cet usage ; ils ne doivent y demeurer que le temps nécessaire pour les débarrasser complétement des impuretés qui les souillent. Pendant cette immersion, les mains sont lavées avec une éponge imbibée d'eau tiède, puis essuyées avec un linge bien sec et mollement pressé. Ensuite l'infirmier essuie de même les pieds, puis les revêt immédiatement de chaussettes également bien sèches, chauffées en hiver, et il met les pantoufles.

Changement de vêtements.

34. L'infirmier aide alors le malade à achever de se déshabiller, en évitant de l'exposer à un courant d'air, de le tenir à découvert, en prenant toutes les précautions pour ne lui imprimer aucune secousse, aucun mouvement brusque, pour ne lui donner aucune attitude qui puisse ajouter à ses souffrances. Il commence par enlever et remplacer le pantalon, puis il ôte la capote ou autre vêtement analogue, change la chemise et passe la capote de l'hôpital; il met enfin la cravate.

Manière d'ôter les vêtements des membres.

35. Durant ces diverses opérations, si l'un des membres est particulièrement le siége d'une affection douloureuse, le membre opposé est d'abord dégagé en entier, afin que l'autre puisse ensuite être lui-même débarrassé sans tiraillements; le vêtement nouveau est mis en procédant en sens inverse.

Chemise.

36. La chemise, en général, est enlevée en faisant passer rapidement de bas en haut et par-dessus la tête, le pan postérieur roulé sur lui-même, puis en dégageant les bras, comme il a été dit ci-dessus; la marche opposée est

suivie pour mettre la chemise propre. Cependant si, après avoir ôté le pantalon du malade, l'infirmier s'apercevait que la chemise
fût trop sale pour qu'il convînt de la faire
passer devant la visage, il en ferait sortir
immédiatement les bras et la ferait descendre
le long du corps; il mettrait ensuite le pantalon.

37. Si, pendant ces manœuvres, il s'apercevait que quelque partie du corps eût besoin
d'être nettoyée, il le ferait sur-le-champ avec
une éponge imbibée d'eau tiède, et essuierait
comme il a été précédemment indiqué.

Emmagasinage des effets du malade.

38. Après ces opérations préliminaires,
l'infirmier chargé du vestiaire réunit, dans
le sac du malade ou en un paquet, tous les
effets qui lui appartiennent et y attache une
étiquette portant le n° de l'enregistrement,
le nom et la date d'entrée du militaire présent. Les chemises sales doivent être étique-
tées sous le même n°, pour être blanchies
avant d'être réunies aux autres effets.

Les effets des galeux doivent aussi être mis
à part pour être désinfectés, avant d'être déposés au magasin.

Armes, argent, bijoux.

39. Les entrants ne doivent conserver ni

armes, ni argent, ni bijoux, ni aucun vêtement ou effet particulier, à l'exception des
objets de propreté à renfermer dans le petit
sac de lit, des mouchoirs ou gilets, autre que
ceux d'uniforme, qu'ils peuvent garder lorsqu'ils le demandent.

En conséquence, si l'infirmier chargé du
vestiaire trouve sur le malade de l'argent ou
des bijoux, il doit incontinent en donner avis
à l'officier d'administration préposé aux entrées.

§ II.

Conduite d'un entrant dans les salles.

40. Un infirmier conduit le malade dans la
salle et au lit qui ont été indiqués sur son
billet. Il l'aide, s'il y a lieu, à marcher en le
soutenant par le bras ou sous l'aisselle.

Transport en brancard.

41. Lorsque le malade ne peut marcher, il
est transporté sur un brancard et, dans ce cas,
c'est presque toujours ainsi qu'il arrive à
l'hôpital. Les infirmiers n'ont alors qu'à se
substituer aux soldats qui l'ont apporté. Dans
le cas contraire, ils viendraient le prendre
avec le brancard de l'établissement.

Ce brancard est garni d'un matelas, le malade y est placé dans la position qu'il trouve

lui-même la plus commode ou dans celle qui est indiquée par l'officier de santé présent, la tête convenablement appuyée sur un traversin et le reste du corps plus ou moins couvert, suivant l'état de la température atmosphérique ou suivant les recommandations particulières de l'officier de santé. Le brancard est alors soulevé et porté par deux hommes placés chacun à l'une des extrémités entre les bras du brancard et marchant au pas. En montant ou en descendant des escaliers, les porteurs, suivant les difficultés locales, combineront leur mode d'action de manière que, tout en leur donnant plus de facilité, il ne présente aucun danger pour le malade. En général, ils doivent se persuader que c'est moins par la force que par l'adresse qu'on réussit à manier convenablement un malade, surtout un blessé, à le charger sur un brancard et à le transporter.

Transport sur un fauteuil ou sur une chaise.

42. Dans d'autres cas, le malade peut être porté sur une chaise, ou mieux, sur un fauteuil. Ce fauteuil est garni d'oreillers qu'on dispose de manière à procurer au malade la position la moins gênante. Lorsque le malade est assis, deux hommes, placés un de chaque côté, le soulèvent sans secousse, en l'inclinant un peu en arrière. Lorsqu'on se sert

d'une chaise, un troisième infirmier doit suivre pour soutenir par derrière la tête du malade.

Transport sans aucun moyen auxiliaire.

43. Quelquefois, enfin, le malade doit être porté à bras, sans aucun moyen auxiliaire.

Par un seul homme.—Peu d'hommes sont assez robustes pour porter seuls un malade, à moins qu'il ne reste à celui-ci assez de force pour s'aider de ses bras. Dans ce cas, l'infirmier se place devant lui en lui tournant le dos; il penche le corps en avant, en même | temps qu'il fléchit un peu les jambes et que, de ses bras portés un peu en arrière, il entoure les cuisses du malade; alors, en se redressant, il soulève celui-ci, qui, de ses propres bras, se fixe et prend un point d'appui autour du cou et sur les épaules de l'infirmier, tandis que ses cuisses sont ramenées et retenues contre les hanches du porteur.

Par deux hommes.—Deux hommes d'une vigueur ordinaire peuvent en transporter un autre à une assez grande distance, en faisant de temps en temps quelques haltes. Diverses manières se présentent pour réunir leurs forces et les disposer de telle sorte qu'ils se prêtent un mutuel appui :

1° Les deux porteurs se placent debout à

côté l'un de l'autre ; chacun met sur l'épaule voisine de l'autre le bras le plus rapproché ; il en résulte un entrecroisement des deux bras correspondants qui offre un point d'appui solide à la partie postérieure du cou et de la tête du malade ; les deux autres bras, réunis par l'entrelacement des mains, formeront un siége sur lequel le malade sera assis ; les porteurs se mettront alors en route d'un pas cadencé : de temps en temps ils pourront s'arrêter et changer de côté, afin de varier les fonctions des bras ;

2° Si le malade a assez de force pour se servir de ses membres supérieurs, les bras des porteurs peuvent former un siége plus solide et plus commode de la manière suivante : Chacun étreint son poignet droit avec la main gauche et présente ses bras ainsi disposés ; alors chaque main droite libre embrasse réciproquement le poignet gauche de l'autre infirmier ; il en résulte un siége carré qui réunit et combine les forces des porteurs ; le malade, enlevé sur ce siége large est convenablement assis, et de ses bras il entoure le cou de ceux qui lui donnent des secours ;

3° Deux hommes peuvent encore porter un malade comme il suit : l'un le saisit en passant les bras d'arrière en avant sous ses aisselles et en croisant les mains à la base de sa poitrine ; l'autre, placé entre les jambes du malade et tournant le dos au premier, enlacé de chacun de ses bras chaque membre inférieur correspondant.

§ III.

Réception d'un entrant dans la salle.

44. Lorsqu'un entrant arrive dans la salle qui lui est destinée, les infirmiers doivent l'accueillir avec douceur et bienveillance; s'il n'est point apporté sur un brancard, ils le font d'abord asseoir à l'abri d'un courant d'air et près du feu si c'est en hiver. S'il n'a point changé de vêtements au vestiaire, si ses pieds et ses mains n'y ont point été lavés et qu'il n'y ait point d'ordre contraire du chirurgien de garde, les infirmiers de la salle y pourvoient comme il a été dit précédemment, et pendant que le malade prend un bain de pieds ou reste assis, un d'eux prépare son lit.

Lit.

45. Cette opération demande à être faite avec soin, car c'est dans ce lit que le malade espère trouver et cherche le premier soulagement à ses maux (1).

---

(1) Les soins apportés à l'état du lit d'un malade sont si utiles et si doux que la Bible ne craint pas de dire que

En général, le plan du lit ne doit point être parfaitement horizontal, ni cependant incliné depuis la tête jusqu'aux pieds; il ne doit être légèrement incliné que depuis la tête jusqu'au milieu, c'est-à-dire jusqu'à la partie qui doit correspondre au siége; le reste doit être horizontal afin d'empêcher le malade de glisser vers les pieds.

La paillasse, et c'est un soin très important, ne doit pas être complétement bourrée, car, dans cet état, d'une part le coucher serait trop dur et de l'autre l'infirmier ne pourrait éviter que la paillasse ne fût plus ou moins arrondie; que, par conséquent, la surface supérieure ne présentât un dos d'âne qui exposerait le malade à glisser vers les bords. La paillasse doit donc être remplie de telle sorte que le centre ne dépasse pas le niveau des bords.

Dieu, pour dernière récompense, se réserve de les prendre lui-même envers les hommes compatissants.

« Heureux l'homme attentif et sensible aux souffran-
« ces des malheureux;

« Au jour de l'infortune l'Éternel le délivrera;

« L'Éternel veillera sur lui et conservera ses jours;

« Il le fera prospérer sur la terre et ne l'abandonnera
« point à la merci de ses ennemis;

« Jéhovah le soutiendra sur son lit de douleurs;

« Sa main retournera sa couche pour soulager ses
« maux. » (Ps. XLI.)

La surface du lit doit être bien unie, et le plat des coutures des draps doit toujours être tourné du côté qui sera en contact avec le corps. L'extrémité supérieure du drap placé sur le matelas, enveloppe le traversin, également bien uni, en se retroussant sur lui d'abord de bas en haut, puis d'arrière en avant, passant enfin et s'arrêtant dessous ; les trois autres bords du même drap sont glissés et étendus entre le matelas et la paillasse, en sorte qu'ils puissent être maintenus par la pression sans faire de saillie.

Le drap supérieur et la couverture sont alors étendus sur toute la surface du lit, de manière que les bords latéraux et le bord inférieur pendent assez pour être engagés entre le pourtour correspondant de la paillasse et les bords du lit ; l'extrémité supérieure de la couverture est alors rabattue de façon à venir affleurer le bord inférieur du traversin ; le drap est disposé de même, et c'est alors que les bords sont introduits avec régularité entre le lit et la paillasse.

46. Il est des cas, surtout pour les blessés, ou la préparation du lit exige des dispositions et des soins particuliers ; c'est aux officiers de santé qu'il appartient de les indiquer et de les diriger ; cependant, les infirmiers ne doivent pas ignorer que dans les fractures des membres inférieurs, par exemple, il importe

plus que jamais que le lit soit parfaitement
uni, également résistant sur tous les points.

Garnir le lit d'une alèze.

47. Lorsqu'il y a lieu de craindre que le
malade salisse fréquemment son lit, soit par
des selles involontaires, soit par un écoulement de sang ou de pus, le lit doit être garni,
à l'endroit convenable, d'une alèze ou drap
plié en plusieurs doubles sur sa longueur, de
manière à lui donner un demi-mètre environ
de largeur.

48. Lorsque l'infirmier prévoit que les accidents qui nécessitent cette précaution se
renouvelleront fréquemment, il place d'abord
l'alèze de façon que l'une de ses extrémités
n'arrive qu'au bord correspondant du lit;
l'autre extrémité est roulée sur elle-même
de dessus en dessous sur le bord opposé du
lit.

49. Si l'entrant était trop faible ou trop
gravement affecté pour pouvoir rester assis
pendant ces préparatifs, les infirmiers de la
salle le feraient provisoirement coucher sur
un lit voisin ou sur un brancard.

50. Ils doivent, dans tous les cas, veiller à
ce que ses camarades, dans un intérêt d'ail-

leurs excusable, ne l'importunent pas de questions et ne l'entourent pas en trop grand nombre.

Tisane et aliments des entrants.

51. Aussitôt que l'entrant est placé dans son lit, un infirmier descend avec un pot à tisane et les bons d'aliments et de médicaments prescrits par le chirurgien de garde. Il se rend immédiatement à la pharmacie, et après avoir reçu les médicaments ordonnés, il les porte au malade, à qui il les fait prendre chauds ou froids et aux doses et heures auxquelles il lui a été recommandé de le faire. Si le chirurgien de garde a donné en même temps un bon d'aliments, l'infirmier, avant d'aller à la pharmacie, dépose ce bon à la dépense.

III° SECTION. — *Prescriptions dont l'exécution est confiée aux infirmiers.*

52. Les prescriptions dont l'exécution est confiée aux infirmiers sont : les lotions ou lavages, les frictions, les embrocations, les fomentations, les bains de pied, de siége ou généraux, les douches, le massage, les lavements, l'enlèvement des sinapismes, les fumigations, l'application de la glace, l'administration des pilules, des vomitifs.

§ Ier.

Lotions.

53. Les *lotions* se font comme il a été dit, avec une éponge imbibée d'eau chaude et modérément exprimée pour que l'eau ne s'en échappe point spontanément; une alèze est placée au-dessous de la partie qui doit être lavée pour empêcher le liquide qui peut s'écouler de l'éponge, malgré les précautions indiquées ci-dessus, de mouiller le lit ou de se répandre sur des parties du corps autres que celle qu'il est nécessaire de nettoyer. Si la partie à absterger est étendue et si les matières à enlever sont abondantes, il faut se munir en même temps, d'un vase rempli d'eau chaude, afin de pouvoir de temps en temps débarrasser l'éponge elle-même des impuretés dont elle se charge. Après le lavage, qui doit être fait avec douceur et avec tous les soins nécessaires pour incommoder le moins possible le malade, l'infirmier essuie la partie avec un linge demi usé, bien sec, et, au besoin, préalablement chauffé.

Frictions.

54. Les *frictions* consistent en des frottements répétés, exercés sur une partie de la surface du corps; elles sont sèches ou humides.

Frictions sèches.

55. Les *frictions sèches* se pratiquent avec
la main nue ou armée d'un corps intermédiaire, tel qu'un morceau de flanelle ou une
brosse. L'action doit consister plutôt dans la
vitesse des mouvements que dans l'intensité
de la pression ; en effet, les frottements rapi-
des et légers développent promptement du
caloriqne qui réveille et anime la circulation
capillaire et la sensibilité, ce qui est le but
de l'opération, tandis que si la pression était
trop forte, elle pourrait produire des exco-
riations qui s'opposeraient à une suffisante
prolongation de l'opération.

Frictions humides.

56. Les *frictions humides* ont un autre but,
c'est de faire pénétrer dans l'intérieur du
corps, au moyen de l'absorption, une substance médicamenteuse. Avant de les com-
mencer l'infirmier doit toujours laver la région de la peau sur laquelle il se propose de
les exercer.

57. Chaque fois que le malade peut se fric-
tionner lui-même, il est préférable qu'il le
fasse, et il peut alors, dans certains cas qui
seront déterminés par l'officier de santé, se
servir de la main nue. Mais si les frictions

humides sont pratiquées par un infirmier, celui-ci doit toujours se garnir la main d'un corps intermédiaire qui empêche la substance de pénétrer dans ses propres organes, ce qui, d'une part, serait une perte pour le malade et de l'autre pourrait avoir des inconvénients pour la personne qui frictionnerait; il se servira donc ou d'une pièce de flanelle, ou d'un doigt de gant ou d'un morceau de taffetas ciré. Le mécanisme des frictions humides doit d'ailleurs être le même que celui des frictions sèches.

58. Après la friction humide, la partie sur laquelle elle a été faite ne doit point être lavée, il convient au contraire d'y laisser séjourner la substance médicamenteuse afin qu'elle continue d'être absorbée, et de réserver le nettoyage pour le commencement de la friction suivante. Cette partie doit, en outre, être recouverte d'un morceau de flanelle maintenue par des moyens appropriés, afin principalement d'empêcher que des frottements n'enlèvent la portion de médicaments laissée sur la peau ; si l'on s'est servi d'une flanelle pour la friction, c'est cette pièce même qui sera appliquée.

Embrocations.

59. Les *embrocations* consistent à étendre

sur une partie une substance médicamenteuse qui doit y séjourner plus ou moins longtemps; c'est ordinairement un liquide qui imbibe une éponge ou une flanelle et qui est ensuite exprimé avec la main au-dessus de la partie, puis étendu doucement et recouvert de la flanelle qui a servi à l'arrosement.

Fomentations.

60. Les *Fomentations* sont l'application sur une partie circonscrite du corps de morceaux de flanelle, de laine ou de linge imbibés d'un liquide chaud, tiède ou froid, selon la prescription médicale. Avant de les appliquer, il faut garnir la partie correspondante du lit d'une alèze qui l'empêche d'être mouillée, puis l'étoffe est exprimée de manière qu'elle ne laisse plus échapper le liquide que goutte à goutte, étendue exactement sur la région où elle doit rester et recouverte d'une toile cirée. Des imbibitions répétées, en temps opportun, maintiennent l'étoffe au degré d'humidité et de température indiqué.

§ II.

Bains de pieds.

61. Outre les bains de pieds de propreté dont il a été déjà parlé, les infirmiers ont souvent à faire prendre des bains de pieds *médicamenteux*. Le plus fréquent est le bain de pieds *sinapise*, qui consiste dans l'addition à l'eau d'une certaine quantité de farine de moutarde. La température de l'eau, dans ce cas, doit être aussi élevée que le malade puisse l'endurer; l'infirmier en verse d'abord dans le vase une petite quantité dans laquelle il délaie la poudre de moutarde, en ayant la précaution de tenir le vase couvert, afin d'empêcher l'odeur pénétrante de la moutarde de s'élever et d'incommoder le malade; il verse ensuite, et peu à peu, l'eau d'une main, en l'agitant de l'autre pour faciliter le mélange de la poudre. Le malade ne doit rester dans un pareil bain que de dix à quinze minutes; il doit être complétement couvert avec une couverture de laine. Les infirmiers doivent avoir à proximité un vase contenant de l'eau chaude pour réchauffer, vers la fin, celle du bain de pieds. Lorsque le temps nécessaire est écoulé, et que les malades retirent leurs pieds, un infirmier les essuie immédiatement, et il évite qu'ils ne les posent sur le plancher.

62. Les infirmiers ne doivent jamais perdre de vue les hommes qui prennent des bains de pieds, car ce bain amène quelquefois des défaillances; dans ce cas, le malade est immédiatement recouché et le chirurgien de garde informé de l'accident.

Bains de mains.

63. Les *manuluves* ou *bains de mains* demandent la même précaution que les bains de pieds, si ce n'est que les malades peuvent les prendre dans le lit, à l'aide de vases appropriés à cet usage. La température de l'eau et la durée de l'immersion sont indiquées par l'officier de santé traitant.

Bains de siége.

64. Il en est de même pour le *bain de siége*, c'est-à-dire celui dans lequel, au moyen d'un réservoir particulier en forme de fauteuil, le siége et les parties adjacentes du ventre et des cuisses sont plongés dans l'eau.

Bains entiers.

65. Les bains entiers sont ordinairement donnés hors des salles, dans une dépendance et par des infirmiers spécialement affectés à ce service. Les infirmiers veilleront à ce que les malades, pour s'y rendre, soient suffisamment vêtus; lorsqu'ils ne peuvent y aller eux-mêmes, des infirmiers les y portent suivant un des modes indiqués précédemment.

Manière de mettre le malade dans le bain.

66. Quand le malade est arrivé dans la

salle des bains, s'il ne peut lui-même entrer dans la baignoire, les infirmiers qui l'auront amené et le baigneur l'aideront, ce qui se fait d'une manière différente selon que la baignoire est placée perpendiculairement ou parallèlement à la paroi du mur.

Lorsque la baignoire est parallèle au plan du mur.

67. Dans ce cas, après avoir momentanément assis le malade sur un banc, l'un des infirmiers le soulève avec précaution en le prenant sous les épaules, et l'autre soutient les jambes et les cuisses, et il est descendu ainsi sans secousse jusqu'au fond de la baignoire : il est retiré par le même procédé.

Lorsque la baignoire est perpendiculaire au plan du mur.

68. Quand la baignoire est dirigée perpendiculairement au plan du mur, le malade est placé sur un banc sur lequel a été préalablement étendu un drap fort, plié en plusieurs doubles ; les deux infirmiers, l'un à droite l'autre à gauche, le soulèvent à l'aide de ce drap, et le transportent jusqu'au-dessus de la baignoire où ils le descendent en laissant doucement glisser le drap entre les mains ; ils sont aidés par le baigneur qui suit leurs mouvements en soutenant la tête et les

épaules du malade : il est retiré par le même mécanisme et avec les mêmes précautions.

Température des bains.

69. Généralement persuadés que toute l'utilité des bains réside dans une sueur abondante, les militaires ont la mauvaise habitude de donner à l'eau une température si élevée qu'il en résulte fréquemment des congestions à la tête et des syncopes ; afin d'éviter cet inconvénient, et pour que les indications curatives qui ont dicté la prescription ne soient point contrariées, un thermomètre sera toujours à la disposition du baigneur pour le guider, de manière que l'eau ne soit jamais portée à un degré de chaleur supérieur à celui qui est prescrit, et le baigneur ne permettra à qui que ce soit de réchauffer un bain qu'après qu'il en aura lui-même constaté exactement la température.

Soins au sortir du bain.

70. Au sortir du bain, les malades doivent être soigneusement essuyés avec du linge sec et chaud, et avant de retourner ou d'être ramenés dans leurs salles respectives, ils seront toujours vêtus d'une manière complète.

§ III.

Douches.

71. Lorsque les malades doivent recevoir des douches, ce qui a presque toujours lieu dans une baignoire, avant, pendant ou après le bain, suivant la prescription de l'officier de santé, il faut, si l'eau est froide, garantir de son contact les parties autres que celles sur lesquelles doit être dirigée la colonne de liquide.

Douche froide.

72. Si, par exemple, la douche doit tomber sur la tête, le malade étant dans un bain tiède, la baignoire est surmontée d'un couvercle qui présente une ouverture pour laisser passer la tête, et l'intervalle entre cette ouverture et le cou est rempli par un drap placé en manière de cravate et tenu par un infirmier, de telle sorte que le liquide froid de la douche ne puisse se mêler avec l'eau du bain.

Douche chaude.

73. Quand la douche est chaude, le bain est ordinairement pris après elle, et l'eau même de la douche qui remplit la baignoire fournit celle du bain en perdant de sa température.

Fumigations.

74. La *fumigation* est l'action de réduire une ou plusieurs substances à l'état, soit de vapeur, soit de gaz, pour les diriger sous cette forme sur une partie du corps. De là la distinction de fumigation humide et de fumigation sèche. Celle-ci ordinairement plus active doit être faite ou dirigée par un officier de santé.

Fumigations humides.

75. La *fumigation humide* est celle qui consiste dans l'application de la vapeur d'eau pure ou chargée de principes médicamenteux: lorsqu'elle doit agir sur un point circonscrit, elle est dirigée sur ce point au moyen d'un tube adapté au couvercle du vase dans lequel le liquide est mis en ébullition, ou d'un entonnoir dont la partie évasée recouvre ce vase. D'autres fois la vapeur doit agir sur une plus grande surface, par exemple sur le siége ; alors, le vase d'où elle s'échappe est placé dans une chaise percée sur laquelle le malade s'assied, ayant le bas du tronc entouré d'une couverture de laine qui retombe sur le bassin et les extrémités inférieures, et les enveloppe exactement. Lorsque la vapeur doit humecter la face, celle-ci est placée au-dessus du vase à la distance qui permet de supporter le contact de la vapeur et la tête est enveloppée aussi d'une couverture de laine qui retombe en chapiteau sous lequel la vapeur est arrêtée.

Bains de vapeur.

76. Lorsque la vapeur doit agir sur tout le corps, excepté la tête, ce qui constitue le *bain* de *vapeur* ou *étuve*, le malade est assis dans un appareil disposé à cet effet, d'où la tête sort par une ouverture à coulisse, qui est fermée aussi exactement que possible, et le petit intervalle qui reste entre le cou et cette ouverture est bouché avec une serviette ou avec un drap, de peur que le malade ne soit incommodé des vapeurs qui s'échapperaient de l'intérieur de l'appareil.

Massage.

77. Si le bain doit être suivi du *massage*, le malade est couché sur un banc, et deux infirmiers placés chacun d'un côté exercent sur les diverses parties de son corps les frictions, les pressions, les manipulations méthodiques qui constituent cette opération. Pour cela ils compriment successivement et avec divers degrés de force les membres placés dans le plus grand degré de relâchement, et leur font exécuter des mouvements divers ; puis ils compriment le ventre, la poitrine pendant un temps

plus ou moins long, suivant la sensibilité de l'individu ; ils le retournent ensuite et exercent de pareilles manipulations à la partie postérieure du corps.

Soins après les douches, fumigations, bains de vapeur ou le massage.

78. Les malades qui ont pris des douches, des fumigations ou des bains de vapeur, ceux qui ont été massés doivent être couchés dans un lit immédiatement après, et y rester suffisamment couverts jusqu'à ce que la peau soit revenue à l'état normal.

Bains dans une salle.

79. Quand l'état du malade exige qu'un bain lui soit donné près de son lit, si ce lit est dirigé perpendiculairement au plan du mur voisin, il faut placer au pied, et dans le même alignement, la baignoire garnie d'un thermomètre, et se munir d'une suffisante quantité d'eau bouillante pour réchauffer le bain, si cela est jugé nécessaire. Les portes, les fenêtres et les ventilateurs étant fermés, deux infirmiers intelligents et exercés, placés un de chaque côté du lit, passent un drap plié sous le siége du malade, comme il a été dit ci-dessus, et ils le soulèvent avec précaution en plaçant chacun un bras derrière le tronc et en tenant de l'autre main l'extrémité cor-

rcspondante du drap ; ils marchent alors en mesure en longeant le lit, puis la baignoire jusqu'à ce qu'ils puissent y plonger le malade, avec les précautions déjà indiquées.

80. Si les lits sont placés bout à bout, comme il arrive souvent dans le milieu d'une salle, la baignoire sera mise parallèlement à côté de celui du malade qui doit prendre le bain, en laissant un intervalle dans lequel deux infirmiers pourront manœuvrer comme dans le premier des deux cas décrits ci-dessus.

81 Pendant la durée du bain, l'un des infirmiers reste constamment auprès de la baignoire pour aider le malade dans tous ses besoins, et l'autre fait le lit, le bassine et prépare un drap chauffé convenablement dans lequel le malade est enveloppé, après avoir été retiré de la baignoire par le même moyen que celui qui a servi à l'y placer, si ce n'est que, dans le premier cas, après l'avoir soulevé hors de l'eau, les infirmiers abandonnent le drap qui avait été employé à cet effet, et le remplacent par les mains correspondantes passées sous le siége ou les cuisses. Ils essuient et sèchent tout le corps du malade et, s'il y a lieu, le frictionnent suivant l'ordonnance de l'officier de santé qui a prescrit le bain.

§ IV.

Lavement.

82. Les *lavements*, pour être méthodiquement administrés, demandent aussi des précautions qui ont de l'importance et dont l'omission pourrait avoir des suites graves pour le malade.

A moins d'ordre contraire, le liquide doit être à la température de 33 degrés du thermomètre centésimal.

Le piston étant enlevé de la seringue, le corps de celle-ci est tenu verticalement, la canule dirigée en bas et bouchée par la pulpe de l'un des doigts qui tiennent la partie inférieure. La quantité prescrite de liquide est versée dans le canon, puis le piston rajusté. La seringue alors est redressée en sens inverse et le piston doucement poussé jusqu'à ce que le liquide se montre à l'orifice de la canule; de cette manière, tout l'air contenu dans la seringue est nécessairement expulsé.

L'infirmier procède alors à l'injection. Il fait coucher le malade sur le côté droit, au bord correspondant du lit, sur lequel on a placé un drap d'alèze, le derrière saillant, la cuisse gauche fléchie vers le ventre, la cuisse droite modérément étendue. La canule, enduite d'un corps gras, est introduite d'abord suivant la direction d'une ligne qui irait de l'anus au nombril, dans une longueur d'environ 3 centimètres, puis, par un second mouvement, le canon de la seringue est rapproché de la cuisse droite. L'infirmier fixe la canule dans cette position avec les doigts de la main gauche, qui maintient en même temps le corps de la seringue, et, de la main droite, il pousse le piston d'une manière égale et continue, sans brusquerie, et cependant avec assez de force pour vaincre la résistance opposée à l'abord du liquide par les gaz renfermés dans l'intestin. L'injection étant achevée et la seringue retirée, il recommande au malade de rester quelque temps dans la plus grande tranquillité possible.

Lorsque le malade ne peut se placer sur le côté, ou si quelque cause rend l'introduction de la canule en bois trop douloureuse, on se sert d'une canule de gomme élastique, qui est d'abord glissée dans l'anus, et à travers laquelle le lavement est ensuite administré de la manière ordinaire.

Chaque fois qu'on a donné un lavement, on doit laver la canule avec soin; on l'essuie bien ensuite avec un linge propre et on la frotte avec un peu d'huile ou de cérat avant de s'en servir pour un autre malade.

Enlèvement des sinapismes.

83. Lorsqu'un infirmier est chargé d'enle-

ver des sinapismes, il doit, après l'avoir fait, laver avec de l'eau tiède, au moyen d'une éponge molle et doucement promenée, la partie où ils ont été appliqués, afin de n'y laisser aucune parcelle du topique, dont l'action irritante pourrait, sans cela, se prolonger au delà du terme assigné.

Application de la glace.

84. Les *applications de glace* se font au moyen d'une vessie de porc dans laquelle on introduit la glace après l'avoir réduite en petits fragments, afin que la vessie puisse bien se mouler sur la partie qu'elle doit recouvrir; l'orifice de cette vessie est exactement fermé au moyen d'un lien, pour éviter que l'eau se répande au dehors au fur et à mesure que la glace fond. Il faut veiller à ce que la vessie reste bien en place, et, pendant tout le temps prescrit, lorsque la glace est près d'être entièrement liquifiée, la remplacer par de nouveaux fragments, après avoir vidé l'eau contenue dans la vessie.

Pilules et bols.

85. Lorsque des pilules ou des bols son prescrits, et que l'infirmier est chargé de les faire prendre, il faut, s'il s'en trouve dans un cornet plusieurs qui ne doivent pas être ingérés simultanément, qu'il ait soin de ne

point se tromper sur le nombre, ce qui pourrait surtout arriver si ces médicaments adhéraient entre eux. Quelques malades ont beaucoup de peine à avaler des pilules; si l'officier de santé n'a pas lui-même indiqué un moyen particulier pour prévenir cet inconvénient, l'infirmier peut faire prendre chaque pilule dans une cuillerée de tisane.

Vomitifs.

86. Les potions vomitives se prennent ordinairement en plusieurs fois; si, après quinze ou vingt minutes, la première dose n'a point produit ou n'a produit que peu d'effet, l'infirmier donne la seconde, puis la troisième, en observant le même délai. Dès les premiers efforts du malade, il lui fait boire beaucoup d'eau tiède. Lorsque des évacuations un peu fortes surviennent, il arrête l'administration du médicament, et continue de faire prendre de l'eau tiède dans l'intervalle des vomissements. Il garde les matières vomies jusqu'à la première visite. Si les vomissements se prolongeaient au delà du temps accoutumé, ou s'il survenait des selles fréquentes, le chirurgien de garde en serait immédiatement prévenu.

IVe SECTION.—*Soins particuliers.*

§ Ier.

Observations générales.

87. Tous les soins qui viennent d'être énumérés ont été l'objet de prescriptions spéciales de la part de l'officier de santé traitant. Il en est d'autres dont la nécessité n'a pu quelquefois être prévue pour chaque malade, et dont les infirmiers doivent spontanément trouver l'indication dans leur vigilance et leur intelligence.

Ne pas laisser les malades manquer de tisane.

88. Ainsi, ils doivent veiller à ce que les malades aient toujours de la tisane, et, dès qu'ils s'aperçoivent que l'un d'eux est près d'en manquer, ils doivent vider dans le gobelet ce qui reste dans le pot et aller faire remplir celui-ci à la pharmacie, ou, si la quantité prescrite à la visite est consommée, en référer au chirurgien de garde.

Manière de faire boire.

89. Les infirmiers doivent faire boire eux-mêmes les hommes en délire trop gravement atteints pour pouvoir le faire sans le secours d'un aide ; à cet effet, après avoir mis

une petite quantité de tisane ou de potion
dans une tasse ou dans un biberon, ils soulè-
veront la poitrine et la tête du malade en
passant un bras sous le traversin, et de l'autre
main ils présenteront le vase à la bouche, en
ayant soin de le lever avec précaution et len-
tement au fur et à mesure que le malade
boira, de manière à ne pas faire pénétrer le
liquide dans le canal respiratoire, ce qui
provoquerait de la toux ou de la suffocation,
et à ne pas l'épancher sur le col, ce qui pro-
duirait sur le malade une impression dés-
agréable; si, malgré ces précautions, il s'en
était répandu, ils l'essuieraient immédiatement.

Surveillance des hommes en délire.

90. Les infirmiers doivent en outre surveiller, avec une attention continuelle, les malades en délire pour éviter qu'ils ne se
nuisent ou qu'ils ne nuisent aux autres.
Dans ce but, il est quelquefois nécessaire de
recourir à des moyens mécaniques; ces
précautions extrêmes doivent toujours être
prises avec beaucoup de douceur. Une ca-
misole à manches longues et réunies en un
seul conduit, fendue et se laçant par derrière, est préférable aux liens. Mais si les infirmiers sont obligés de recourir à ceux-ci,
ils doivent les placer de manière à ne pas

blesser ; ils ne doivent jamais se servir de corps arrondi ni d'un tissu dur. Le meilleur moyen à employer est un drap de lit roulé et plié en deux sur sa longueur; on en forme un nœud coulant au milieu duquel on place le poignet du malade et que l'on serre en tirant les deux chefs ou extrémités; puis on fixe celles-ci soit au bord du lit correspondant à chaque bras, soit au bord opposé, en entrecroisant dans ce dernier cas les bras sur le devant de la poitrine. S'il est utile de maintenir aussi le tronc, un drap, plié en cravate, est placé par son milieu sur la poitrine ou sur le ventre, et les deux extrémités sont arrêtées au bord du lit.

S'enquérir si les délirants, les paralytiques ou les hommes plongés dans l'assoupissement urinent.

91. Les infirmiers doivent de temps en temps s'enquérir, si les hommes délirants ou plongés dans la stupeur, dans l'assoupissement, ou paralysés ont uriné, car l'état du cerveau les empêche quelquefois d'en percevoir le besoin, et la distension de la vessie pourrait, dans ce cas, avoir des suites très fâcheuses. S'ils n'ont point uriné depuis un temps assez long, l'infirmier leur propose de le faire, et s'ils sont dans l'impossibilté de satisfaire ce besoin, le chirurgien de garde en est prévenu.

Malades en sueur; cas dans lesquels il convient de changer le linge.

92. Lorsque les malades suent, leur linge doit être changé aussitôt qu'il produit sur la peau une impression de fraîcheur, mais jamais avant que cette impression se fasse sentir. Le linge nouveau doit être sec et chaud.

La chemise doit être aussi changée lorsqu'elle est mouillée par l'urine, le sang, ou souillée par les matières fécales ou le pus, etc.

Manière de changer la chemise.

93. Si le malade est trop gravement atteint ou trop faible pour changer de chemise, les infirmiers doivent se réunir à deux pour le faire eux-mêmes; ils se placent un de chaque côté du lit, retirent d'abord les bras du malade des manches de la chemise, puis ils font glisser de bas en haut le pan postérieur en l'enroulant sur lui-même jusqu'à ce qu'ils puissent le faire passer par-dessus la tête, ce qui termine le premier temps de l'opération : sur-le-champ et sans presque laisser le malade à découvert, ils passent la nouvelle chemise en suivant une marche inverse, c'est-à-dire que les pans étant roulés sur eux-mêmes, ils introduisent d'abord les bras soulevés dans les manches, puis engagent la tête dans le cercle formé par les pans, et, enfin étendent ceux-ci de manière surtout que la partie qui doit être sous le malade ne fasse pas de pli. Ils veillent à ce que, pendant cette opération, aucune fenêtre ouverte, dans le voisinage, ne puisse faire tomber un courant d'air sur le malade. S'il en est besoin, ils le lavent avant de passer la nouvelle chemise. Ils profitent enfin de cette occasion pour arranger le lit, étendre le drap inférieur, relever le traversin, etc.

Cas dans lesquels le lit doit être refait.

94. Si le lit lui-même est sali, le linge en est renouvelé. A cet effet, si un lit de rechange n'a pu être ménagé à proximité, et si le malade ne peut rester assis sur un fauteuil, ce malade, après avoir été lavé et essuyé avec les précautions indiquées, est placé momentanément sur un brancard suffisamment garni, et, au besoin, bassiné.

95. Hors ces cas d'urgence, le linge des hommes gravement malades ne doit être changé, et leur lit ne doit être fait qu'avec le consentement ou d'après les ordres de l'officier de santé traitant, parce que ces hommes peuvent être, par leur faiblesse, ou quelque autre circonstance particulière de leur maladie, hors d'état de supporter sans inconvénient la fatigue ou les autres effets que ces mouvements produisent.

Placement d'une alèze.

96. Si le malade n'était point assez sali
pour être complétement changé, les infirmiers se borneraient à passer sous lui une
alèze convenablement sèche ou chauffée suivant la saison.

Pour passer cette alèze, s'il s'agit de la
mettre sous le tronc, deux infirmiers, l'un à
droite et l'autre à gauche du lit, font soulever le malade. L'un des deux fait glisser rapidement une extrémité de l'alèze roulée sur
sa longueur, après avoir été pliée en plusieurs doubles, comme il a été déjà dit; l'autre infirmier saisit cette extrémité et la tire
soit jusqu'au bord correspondant du lit seu-
lement, s'il y a lieu de présumer que l'alèze
doive être souvent salie, soit, dans le cas contraire, jusqu'au milieu de l'alèze. Chaque
infirmier, l'étale alors de son côté en ayant
soin surtout qu'il ne reste aucun pli sous le
corps ; puis le malade ayant cessé de se tenir
soulevé, l'extrémité la plus longue est roulée
et fixée au bord du lit, ou si les deux pans
sont de même longueur, ils sont relevés sur
le tronc.

Manière de soulever le malade.

97. Si le malade ne pouvait se soulever lui-
même, il faudrait, pour y suppléer, deux in-

firmiers de plus ; ils se placeraient aussi l'un à
droite, l'autre à gauche du lit, et feraient
passer au-dessus et au-dessous du point où
l'alèze devrait être placée, un essuie-main de
toile solide, plié en deux suivant la longueur.
Chaque infirmier pourrait faire passer l'une
de ces pièces. Dans ce but, après avoir plié
en dessous une portion de l'essuie-main et
avoir placé la main à plat et la paume en bas,
dans le pli qui en résulte et que l'on place le
long du tronc, on pousse doucement, en pres-
sant contre le matelas, jusqu'à ce que le bord
apparaisse de l'autre côté du tronc ; alors, le
second infirmier saisit ce bord des deux mains,
le tire un peu, le déplie, l'étale et le tire de
nouveau jusqu'à ce que les deux extrémités
soient également longues de chaque côté ; puis
l'un et l'autre saisissant chacune des extrémités qui lui correspond, ils les élèvent par un
effort simultané, lent et progressif, de manière à permettre le jeu de l'alèze ou de tout
autre objet, sans que le malade éprouve aucune fatigue.

Changement de partie d'alèze.

98. Lorsque la portion de l'alèze sur laquelle le malade est couché doit être changée,
les infirmiers se disposent comme lorsqu'il
s'agit de la placer ; après avoir fait soulever
le malade, l'un d'eux tire doucement à lui

l'extrémité la plus courte de l'alèze en ayant soin de rouler au fur et à mesure la partie salie, tandis qu'un autre déroule le côté opposé en le tendant de manière à éviter les plis.

Renouvellement complet d'une alèze.

99. Quand toutes les parties de l'alèze ont successivement servi et qu'il est nécessaire de la remplacer, cela se fait commodément en engageant une extrémité de la nouvelle alèze entre les plis de l'extrémité la plus courte de l'ancienne, assez avant pour que la première soit entraînée avec la seconde, en même temps d'ailleurs qu'elle est soutenue et dirigée par l'infirmier placé de ce côté; les deux alèzes pourraient au surplus être unies avec de fortes épingles.

§ II.

Taches, écorchures, ulcérations, etc., observées sur les malades.

100. Toutes les fois qu'en changeant un malade, l'infirmier aperçoit sur une partie du corps des taches rouges, violettes ou noirâtres, des écorchures, des ulcérations, il doit en prévenir l'officier de santé traitant à la visite la plus prochaine.

Hémorragies, écoulement trop prolongé des morsures de sangsues.

101. Lorsqu'une hémorragie se déclare, ou qu'après une application de sangsues le sang coule au delà du temps fixé, l'infirmier doit toujours prévenir l'officier de santé de garde; il le fera aussi et à l'instant même lorsqu'il verra un malade atteint de convulsions, en ayant soin d'appeler à son aide un autre infirmier qui restera auprès du malade pour veiller à ce qu'il ne se fasse aucun mal dans ses mouvements désordonnés.

Compte à rendre à l'officier de santé traitant.

102. Comme on l'a déjà dit, les infirmiers doivent en outre rendre compte de chacun de ces accidents à l'officier de santé traitant, à sa première visite, ainsi que tout ce qu'ils remarqueront d'étrange dans l'intervalle des visites, comme un accès de fièvre, de l'insomnie, du délire, de l'assoupissement continuel et profond, de la tristesse, du hoquet, des vomissements; des urines involontaires, ou au contraire l'impossibilité d'uriner, des selles extraordinaires par leur fréquence et leur nature, de la constipation, de la toux sèche ou suivie de crachats dont ils indiqueront autant que possible la nature, s'ils n'ont pu les conserver.

Expectoration abondante.

103. Pour les malades qui crachent abondamment, il sera préférable de se servir pour crachoir d'une alèze étendue sur le lit plutôt que de vases qui occasionnent aux malades de fréquents dérangements, et qui exposent à renverser les matières ; l'alèze pliée en double ou en quadruple offre plus de facilité au malade pour l'expectoration et à l'homme de l'art pour l'examen.

104. Les infirmiers doivent recommander aux convalescents, et à plus forte raison à ceux qui ne le sont pas encore, de ne point se lever, ni surtout de sortir, soit pour se promener, soit pour aller aux latrines sans être suffisamment vêtus, car les refroidissements sont souvent la cause des rechutes ou de la prolongation interminable des maladies.

105. Ils engageront les hommes trop faibles à ne pas aller aux latrines, où ils pourraient se trouver mal, mais à leur demander une chaise percée ou un bassin.

Chaise percée.

106. Le malade sur la chaise percée ne doit point être laissé seul, en chemise, ni les pieds nus sur le plancher ; il faut lui mettre aux pieds ses pantoufles et l'envelopper complétement d'une couverture.

Bassin.

107. Si à cause de sa faiblesse ou de la nature de sa maladie, il ne peut ou ne doit point se lever pour aller à la selle, il est soulevé comme lorsqu'il s'agit de glisser une alèze, et un infirmier passe sous son siége un bassin dont les bords ont été préalablement chauffés, s'ils ne sont garnis d'un bourrelet.

Visite des malades par leurs camarades ou leurs parents.

108. Lorsque les malades gravement affectés sont visités par quelques-uns de leurs camarades, soit des autres salles, soit au dehors, ou par leurs parents, les infirmiers doivent veiller à ce qu'on ne les fatigue point par une conversation trop animée, trop prolongée, et surtout à ce qu'on ne leur donne rien pour ajouter aux prescriptions médicamenteuses ou alimentaires.

Agonie et décès.

109. Un article important de police concerne les agonisants. La plus extrême décence doit être observée dans l'intervalle plus ou moins long qui sépare la vie de la mort. Lorsqu'un malade entre en agonie, l'infirmier de garde fait avertir l'infirmier-major ; lorsque la mort est arrivée, l'infirmier doit sur-le-champ en informer le chirurgien de garde, et ce n'est qu'après que cet officier de santé aura constaté le décès et fixé l'heure de l'enlève-ment que les infirmiers commenceront, sous la direction de l'infirmier-major, les diverses opérations qu'exige la levée du corps. Les in-firmiers apporteront dans ces derniers soins la décence et le respect que méritent les restes mortels de nos semblables; ils éviteront soi-gneusement de laisser voir aux autres ma-lades, et surtout à ceux qui sont atteints gra-vement, et dont le moral exige les plus grands ménagements, le décédé qu'ils transporteront. Les objets de literie seront immédiatement changés.

CHAPITRE II.

SERVICE DES INFIRMIERS-MAJORS.

—

Iʳᵉ SECTION.—*Devoirs généraux.*

Surveillance à exercer sur les infirmiers, impor-tance de leurs fonctions

110. Les infirmiers-majors sont chargés de surveiller et de diriger les infirmiers dans l'exécution des différentes parties du service

qui viennent d'être détaillées ; ils doivent se montrer pénétrés de l'importance de ces fonctions et comprendre que de leur vigilance dépendent, en grande partie, le prompt rétablissement, quelquefois même la vie du malade.

111. Pour atteindre ce but, ils doivent apporter une inaltérable douceur, non-seulement dans leurs relations avec les malades, mais encore dans leurs rapports avec les infirmiers ; ils doivent donner à ceux-ci l'exemple d'un zèle soutenu, d'une probité sévère, d'une constante sobriété, du plus grand respect pour les officiers de santé et d'administration, et inspirer à leurs subordonnés le dévouement le plus absolu au service des malades : ils doivent leur faire comprendre que, militaires eux-mêmes, ils sont exposés à prendre rang à côté des malades qu'ils soignent et à avoir besoin de secours semblables à ceux qu'ils donnent.

112. Les infirmiers-majors s'attachent à bien connaître les infirmiers placés sous leurs ordres, à les instruire patiemment de tous les détails du service et à maintenir entre eux la bonne intelligence.

113. Quand les voies de douceur ne suffiront pas, il auront recours à un langage ferme,

sans dureté, ni rudesse, avant d'infliger des
punitions méritées, et ils ne devront jamais
tutoyer leurs subordonnés, ni permettre que
ceux-ci tutoient les malades; la discipline et
le respect qu'on doit à l'homme qui souffre
ne permettent point cette familiarité.

IIe SECTION.—*Devoirs particuliers.*

Avant la visite du matin.

114. Dès le matin et une heure au moins
avant les visites, les infirmiers-majors feront
une ronde dans les salles de leurs divisions
respectives, et ils veilleront à la bonne exécution des travaux auxquels doivent alors se
livrer les infirmiers. Ils examineront eux-
mêmes les hommes qui réclament une surveillance particulière, et ils s'assureront que
rien ne manque aux soins que les infirmiers
doivent leur donner; ils s'enquerront si les
malades ont reçu les médicaments qui avaient
été prescrits la veille pour être administrés
avant la visite, et, s'il s'élevait des réclama-
tions à cet égard, ils en préviendraient de
suite le chirurgien de garde à la pharmacie;
enfin, ils régleront le service des infirmiers
pour la journée, en ayant soin toutefois que
le même infirmier soit toujours chargé des
mêmes lits. Ils afficheront dans chaque salle
un extrait de la feuille nominale des infirmiers de garde.

115. C'est dans cette ronde du matin que les infirmiers-majors doivent recueillir des infirmiers de garde, les détails de tout ce qui est arrivé pendant la nuit ; ils se feront rendre compte de ce qui sera survenu à chaque malade gravement atteint, prendront note de ce qu'il serait important de faire connaître à l'officier de santé traitant, par exemple : inquiétude, agitation, toux, selles fréquentes, volontaires ou involontaires, délire, etc.; pour parvenir à un bon résultat dans ce genre d'investigations, les infirmiers-majors devront prendre l'habitude d'interroger les infirmiers toujours dans le même ordre, afin de ne rien oublier; ainsi, ils s'informeront : 1° si le malade et comment le malade a dormi; 2° s'il a été tranquille ou agité; 3° s'il a eu du délire; 4° s'il a toussé avec ou sans crachats; 5° s'il a eu des selles et combien il en a eu; si elles ont été volontaires ou involontaires; 6° s'il a uriné; 7° si le malade a pris ou refusé ses médicaments, etc.

Visite du matin.

116. Lorsque la visite sonne, l'infirmier-major s'assure que chaque infirmier, décemment vêtu, est à son rang, et il appelle près de lui l'infirmier qui descend la garde et celui qui la prend ainsi qu'il a été dit précédemment.

117. La visite commencée, l'infirmier-major fait observer l'ordre et le silence dans la salle ; il suit l'officier de santé traitant, afin d'être à même d'entendre ses prescriptions et de répondre à ses questions.

118. L'infirmier-major tient un cahier sur lequel il inscrit exactement les bains, les lavements, les pédiluves, les manuluves, les fomentations, les lotions, les frictions, les injections, les vomitifs et les purgatifs afin de surveiller, en ce qui concerne le service des infirmiers, l'exécution de toutes ces prescriptions.

119. Il note aussi les saignées, les applications de sangsues et les ventouses, il donne des ordres pour faire conserver le sang, il s'assure que les malades saignés n'ont pas dérangé leurs bandes, et que les piqûres de ceux à qui l'on a appliqué des sangsues ne laissent pas couler le sang pendant trop longtemps : si au bout de trois ou quatre heures le sang coulait encore, il ferait sur-le-champ appeler le chirurgien de garde.

Après la visite.

120. Après la visite, si des sorties ont été prononcées, l'infirmier-major remet immédiatement les billets de salle des hommes

dont il s'agit à l'officier d'administration chargé des entrées. Il réunit les infirmiers dans chaque salle, leur rappelle tout ce qu'ils ont à exécuter; remet et explique à celui qui prend la garde, une note détaillée indiquant les numéros des malades les plus gravement affectés qui doivent être, de sa part, l'objet d'une attention spéciale; ceux auxquels il a été prescrit de donner des tisanes chaudes; les heures et les doses auxquelles doivent être administrées les potions ou les pilules: cette note fait connaître aussi les bains, les lavements, les fomentations, les sinapismes qui ont été prescrits et les heures auxquelles ils doivent être donnés ou enlevés. En hiver, l'infirmier-major indique à l'infirmier de garde la température qui doit être maintenue dans la salle, d'après l'ordre de l'officier traitant, et il fait connaître à cet infirmier le moyen de s'assurer par le thermomètre du maintien de cette température. Il veille par lui-même dans le courant de la journée à l'accomplissement rigoureux de toutes ces prescriptions.

121. Au moment où les infirmiers portent à la pharmacie les pots à tisane, l'infirmier-major s'assure que ces vases ont été bien nettoyés en dedans et en dehors et qu'ils ne peuvent donner de mauvais goût aux boissons, ni causer aucune répugnance aux malades.

Il exerce la même surveillance sur tous les objets destinés à contenir des médicaments ou des aliments, ainsi que sur la propreté des infirmiers eux-mêmes. La propreté personnelle des infirmiers est le reflet de celle qu'ils entretiennent à l'égard des malades; elle évite à ceux-ci de justes répugnances quand on leur présente des médicaments ou des aliments; enfin, elle est pour les infirmiers eux-mêmes un indispensable moyen de conserver leur propre santé.

Distribution d'aliments.

122. Lors des distributions d'aliments, l'infirmier-major tiendra la main à ce que les malades soient tous à leurs lits et ne s'en écartent point pendant la durée du repas; il s'assurera que chaque malade, après avoir reçu ce qui lui a été prescrit, le consomme et ne fait aucun échange ou trafic d'aliments; s'il arrivait qu'un malade ne pût consommer la quantité d'aliments ou de vin qui lui aurait été accordée, l'infirmier-major aurait soin de les lui faire retirer, sans jamais permettre qu'il les donne à un autre : il en préviendrait l'officier de santé traitant à la première visite.

123. L'infirmier-major doit exercer la plus grande surveillance pour que les malades à

la diète absolue ne reçoivent point de bouillon et pour que ceux auxquels il a été prescrit des bouillons purs ou coupés, les reçoivent exactement aux heures indiquées.

124. Il passera inopinément dans les salles
pour s'assurer que chacun ne consomme que
les aliments qui lui ont été prescrits et qu'il
ne leur en est pas ajouté ou substitué d'autres
qu'on se serait procurés frauduleusement. Ce
point est un des plus essentiels à recommander à la vigilance des infirmiers-majors, car
les écarts de régime occasionnent souvent une
aggravation ou des rechutes funestes dans le
traitement des maladies.

Surveillance spéciale des salles de blessés, vénériens et galeux.

125. Les infirmiers-majors exerceront
particulièrement une active surveillance dans
les salles de blessés, de vénériens et de galeux
afin d'empêcher les malades de déranger les
appareils ou pansements qu'on leur aura appliqués, les uns pour empêcher, ou retarder
la guérison de leur maladie, les autres pour
substituer aux médicaments qu'on leur aurait prescrits, des préparations souvent con-
traires ou nuisibles auxquelles ils accordent
une préférence aveugle.

126. Les infirmiers-majors n'oublieront

pas que les galeux et les consignés sont souvent difficiles à diriger; ils useront tout à la fois de vigilance et de fermeté pour que les uns et les autres soient paisibles et exécutent exactement toutes les prescriptions qui leur sont faites.

Service de nuit.

127. Pendant la nuit, l'infirmier-major de garde ne doit point se coucher; il fait de fréquentes rondes dans les salles et veille à ce que chaque infirmier de garde soit à son poste et en mesure de répondre à tous les besoins des malades, à ce que l'éclairage et le chauffage soient suffisants. Si dans sa ronde il apprend ou remarque qu'un malade présente quelque chose d'extraordinaire dans sa manière d'être il en fait prévenir le chirurgien de garde. Il visite individuellement les malades les plus gravement atteints dont la liste lui aura été remise par l'infirmier-major de chaque division; il les interroge sur leurs besoins, s'assure si les infirmiers leur donnent les médicaments aux heures et aux doses auxquelles il leur a été recommandé de le faire. Enfin, il veille plus que jamais à ce qu'aucune conversation, aucun récit ne trouble le repos des malades.

Disposition testamentaire, secours spirituels.

128. Lorsqu'un malade exprime la volonté de faire des dispositions testamentaires, l'infirmier-major en donne immédiatement avis à l'officier d'administration comptable. L'infirmier-major informe également cet officier d'administration des demandes qui lui sont adressées relativement aux secours spirituels. Les militaires qui ne font pas profession de la religion catholique peuvent se faire assister par un ministre du culte auquel ils appartiennent.

Décès.

129. Aussitôt qu'un homme meurt, l'infirmier-major fait prévenir le chirurgien de garde, si déjà un infirmier de salle ne l'a point fait, pour qu'il le visite et constate le décès ; il fait également prévenir le sergent de planton pour assister à l'inventaire de ce que le défunt pouvait avoir à son lit. Le billet du décédé, ainsi que les objets délaissés par lui, sont remis à l'officier d'administration comptable par les soins de l'infirmier-major avec l'inventaire signé par le sergent de planton et par lui. Pendant le transport du corps à la salle des morts, il veille à ce que les infirmiers ainsi qu'on l'a déjà recommandé, agissent avec toute la révérence convenable et

évitent autant que possible de passer près des
malades dont les affections sont les plus graves, afin de cacher à ceux-ci le décès qui
vient d'avoir lieu et de ne pas ajouter à leur
mal physique et à leur inquiétude une impression triste qui pourrait empirer leur état.

TITRE II.

SERVICE EN CAMPAGNE.

Observations générales.

130. En temps de guerre, le service des
infirmiers est soumis à des vicissitudes qui
s'opposent à ce qu'on règle à l'avance leur
conduite d'une manière invariable : on doit
prendre conseil des circonstances ; cependant
dans les diverses conjonctures où il est im-
possible de faire une application exacte des
préceptes ci-dessus exposés, on doit encore se
rapprocher de leurs prescriptions le plus possible, et se diriger d'après leur esprit ; en un
mot, le service des hôpitaux sédentaires, tel
qu'il vient d'être décrit, doit servir de type
dans toutes les positions où se trouvent les
infirmiers ; le but est toujours le même, les
moyens, les ressources seules peuvent changer.

131. Les jours de combat, les infirmiers sont divisés en deux portions, les uns restent à l'ambulance pour aider les officiers de santé dans les soins variés que réclament les blessés amenés du champ de bataille; les autres, quand les circonstances le permettent, viennent sur la ligne enlever les blessés pour les conduire à l'ambulance, autant que possible sur la désignation des officiers de santé, seuls capables d'apprécier les blessures qui exigent de plus prompts secours.

132. Le transport des blessés s'effectue dans des voitures disposées pour cet usage, dans des cacolets ou sur des brancards portés par les infirmiers et, lorsque ces moyens manquent ou sont en nombre insuffisant, on y supplée à l'aide des ressources que les circonstances permettent d'improviser, telles que des fusils, un manteau, quelquefois enfin les bras des infirmiers.

133. Les infirmiers qui conduisent ou transportent un blessé doivent profiter de tous les accidents de terrain ainsi que des positions de troupes pour le mettre à l'abri des projectiles. Ils doivent autant que possible recueillir les sacs des blessés et les placer sur les brancards, les cacolets ou les voitures.

134. Lorsqu'ils l'ont déposé à l'ambulance,

ils doivent incontinent retourner à leur poste, sur la ligne et y reporter les brancards, afin de ne pas occasionner de retard dans l'administration des secours. Dans la conscience de leur utilité, ils ne doivent en retournant, négliger aucune des précautions qui peuvent diminuer les dangers de leur marche, c'est par le sang-froid que leur courage doit se révéler.

INHUMATIONS.—*Précautions préalables.*

—

135. Si l'ordre a été donné de faire enterrer les morts qui se trouvent sur le champ de bataille, un jour de combat, les infirmiers-majors veillent à ce que les infirmiers recueillent avec soin les livrets des militaires décédés, ou les pièces de renseignements qui peuvent en tenir lieu. Ces différentes pièces sont remises à l'officier d'administration comptable, qui les fait parvenir aux officiers payeurs des régiments auxquels les morts ont appartenu, pour que les officiers puissent en constater le décès.

SERVICE DES AMBULANCES

CAISSON UNIQUE.

Nomenclature des objets contenus dans le caisson.

DÉSIGNATION DES OBJETS.	Qan-tités.	NUMÉROS des contenants et lettres indiquant les cases où sont placés les objets.	OBSERVATIONS.
EFFETS MOBILIERS.			
Couvertures de laine beige. . Nombre	3	Panier n° 9.	*Nota.* — Trois caisses les n°ˢ 1, 8 et 13 sont seules subdivisées en compartiments. Les cases sont indiquées par des lettres.
Serviettes. . . . . id.	14	Caisse n° 1, case N. Caisse n° 8, case A.	
Tabliers d'officiers de santé. . id.	8	Caisse n° 1, case N.	
Tabliers d'infirmiers. . . . id.	6	Caisse n° 8, case A.	
Torchons. . . . . id.	8		
Sacs à denrées. . . . . . . id.	3	Panier n° 11.	
Matières premières.			
Crin frisé. . . . . Kil.	2	Panier n° 16.	

OBJETS DE CHIRURGIE.			
Attelles pour bandages à fractures { de cuisses. . Nombre	18	Panier n° 14.	
de jambes. . id.	20		
de bras. . . . id.	20		
d'avant-bras. . id.	30		
Equerres. . . id.	5		
Palettes. . . . id.	10	Panier n°ˢ 14 et 16.	
Appareils d'ambulances . . . id.	8	Caisse n° 1, case A à H.	
Appareils à fractures en fil de fer étamé. . . . . id.	18	Panier n° 14.	6 pour jambes avec semelles. 3 pour cuisses. 6 pour bras. 3 pour avant-bras.
Boîte à amputation (n° 2). . . id.	1	Caisse n° 1, case R.	
Boîte de couteaux de rechange (n° 4). . . . . id.	1	Caisse n° 1, case S.	
Brancards avec bretelles. . . id.	3	Coffre n° 9.	
Etuis en coutil imperméable pour caisses d'instruments. id.	2	Caisse n° 1, cases R, S.	
Musettes appareils en coutil			

DÉSIGNATION DES OBJETS.	Quantités.	NUMÉROS des contenants et lettres indiquant les cases où sont placés les objets.	OBSERVATIONS.
ETAIN (Suite).			
Seringue à injections. . . . .Nombre	8	Caisse n° 1, cases A à H.	
FER-BLANC.			
Bidon, petit. . . . . id.	1	Panier n° 11.	
Boîte à briquet. . . . . id.	1	Caisse n° 8, case D.	
Boîtes d'appareils. . . . . . id.	8	Caisse n° 1, cases A à H.	
Bougeoirs. . . . . id.	4	Caisse n° 1, case I. Caisse n° 8, case D. Caisse n° 13, case A.	
Capsules d'appareils. . . . . id.	8	Caisse n° 1, case A à H.	
Cuillers à bouillon. . . . . . id.	2	Panier n° 11.	
Ecuelles d'un litre. . . . . . id.	10	Caisse n° 8, case D, panier n° 11.	
Ecumoire. . . . . id.	1	Panier n° 11.	
Gobelets. . . . . id.	30	Caisse n° 8, case D, Panier n° 11.	
Lanternes { à bougie. . . . id.	3	Caisse n° 1, case I. Caisse n° 8, case D. Caisse n° 13, case A.	
{ avec lampe et capsule. . . . id.	1	Caisse n° 8, case D.	
Pots à tisane d'un litre. . . . id.	10	Panier n° 11.	
Sceau à bouillon, petit. . . . id.	1	Panier n° 11.	
Vase pour l'huile d'olives. . . id.	1	Caisse n° 13, case A.	
Vase pour l'huile à brûler. . . id.	1	Caisse n° 8, case D.	
FER NOIR ET FER BATTU.			
Aiguille à emballer. . . . . . id.	1	Caisse n° 8, case A.	
Bêche. . . . . id.	1	Caisse n° 1.	
Couteaux de cuisine. . . . . id.	2	Panier n° 11.	A l'extérieur sur la caisse
Cadenas, petits. . . . . . . id.	6*	Panier n°s 9, 10 et 11.	* Dont 3 aux parties latérales extérieures du caisson.
Crémaillère de campagne. . . id.	1	Panier n° 11.	
Fourchettes à distribution. . . id.	2	Panier n° 11.	
Hache. . . . . id.	1	Caisse n° 1.	
Poêlon en fer battu étamé. . id.	1	Caisse n° 13, case A.	A l'extérieur sur la caisse
Marmite en fer battu étamé			

DÉSIGNATION DES OBJETS.	Quantités.	NUMÉROS des contenants et lettres indiquant les cases où sont placés les objets.	OBSERVATIONS.
FER NOIR ET FER BATTU (*Suite*).			
Sac d'outils complet. . . . .Nombre	1	Panier n° 11.	
Serpe. . . . . id.	1	Caisse n° 1.	A l'extérieur sur la caisse
Scie à main. . . . . id.	1	Caisse n° 1.	
Spatule en fer à grain d'émétique. . . . . id.	1	Caisse n° 13, case C.	
BALANCES.			
Trébuchet garni. . . . . . id.	1	Caisse n° 13, case C.	
BOIS ET OSIER.			
Caisse-armoire de chirurgie. . id.	1	Caisse n° 1.	Derrière du caisson.
Coffre de siége. . . . . . . id.	1	n° 9.	A l'extérieur.
Caisses à compartiments. . . id.	2	Caisses n°s 8 et 13.	Faces latérales de droite et de gauche.
Boîtes assorties aux caisses à sel. . . . . . id.	1	Caisse n° 8, case D.	
à compartiments. id.	2	Caisse n° 13, cases A et B.	
à bougies sans couvercle. . . . id.	1	Caisse n° 8, case B.	
à médicaments. . id.	1	Caisse n° 13, case C.	

Tiroirs assortis aux caisses. . id.	2	Caisse n° 8, cases C et E.	
Pilon en buis. . . . . id.	1	Caisse n° 13, case A.	
Paniers d'ambulance — longs. grands. . id.	1	Panier n° 14.	Intérieur du caisson.
moyens. id.	1	Panier n° 10.	Devant du caisson.
petits. . id.	2	Paniers n°s 15 et 16.	
carrés, petits. . . id.	6	Paniers n°s 2 à 7.	Intérieur du caisson.
arrondis par un angle. . . . . id.	1	Panier n° 11.	Devant du caisson.
MARBRE.			
Mortier d'un demi-litre. . . id.	1	Caisse n° 13, case A.	
FAIENCE.			
Pots de faïence de 20 grammes. id.	2	Caisse n° 13, case C.	Boîte à médicaments.
VERRERIE.			
Flacons carrés de 1 lit. 50. . id.	6	Caisse n° 13, case A.	
id. petits de 25 à 30 gr. id.	32	Caisse n° 1, cases A	
Verres à boire			

DÉSIGNATION DES OBJETS.	Quantités.	NUMÉROS des contenants et lettres indiquant les cases où sont placés les objets.	OBSERVATIONS.
VERRERIE (*Suite*).			
Flacons id. de 50 à 60 gr. Nombre	2		
Flacons bouchés de 250 gr. . id.	8	Caisse n° 15, case C.	
Flacons id. de 125 gr. . id.	2		
OBJETS DE PANSEMENT.			
Aiguilles. . . . . id.	45	Caisse n° 1, case T.	
Bandages herniaires { de droite. . . . . id.	2		
{ de gauche. . . . id.	2	Caisse n° 8, case B.	
{ de demi-corps. . . id.	1		
Bandes de carton. . . . . . id.	12	Panier n° 14.	
Grand linge à pansement. . Kil.	163	Caisse n° 1, cases A à H,J,L, M, P et Q. Paniers n°s 2 à 7, 9, 10, 14 et 16.	Voir le détail à la fin.
Petit id. . . id.	114	Caisse n° 1, cases A à H et O. Paniers n°s 2 à 7 et 9.	

Charpie de fil. . . . . . . id.	60	Caisse n° 1, cases A à H et K. Paniers n°s 2 à 7, 9, 14, 15, 16.	Voir le détail à la fin.
Coton cardé. . . . . id.	4	Caisse n° 1, case K. Panier n° 10.	
Ruban de fil. . . . . Mètres.	75	Caisse n° 1, case U.	
Fil à ligature. . . . . . . Kil.	0,175		
Fil à coudre. . . . . id.	0,300	Caisse n° 1, case T.	
Epingles. . . . . Nombre	5.000	Caisse n° 1, cases A à H et U.	Dont 1000 dans les appareils de chirurgie.
Eponges. . . . . id.	16	Caisse n° 1, cases A à H et U.	Dont 8 dans les appareils de chirurgie.
OBJETS DIVERS.			
Bouchons de liége. . . . . id.	50	Caisse n° 8, case D.	
Broches en liége. . . . . . id.	10	Caisse n° 15, case C.	
Corde. . . . . Kil.	2	Caisse n° 8, case A.	
Ficelle. . . . . id.	1		
Papier blanc. . . . . Mains.	5	Caisse n° 1, case I.	
Plumes. . . . . Nombre	24	Caisse n° 8, case C. Caisse n° 15, case C.	

DÉSIGNATION DES OBJETS.	Quantités.	NUMÉROS des contenants et lettres indiquant les cases ou sont placés les objets.	OBSERVATIONS.
OBJETS DIVERS (*Suite*).			
Canifs. . . . . .Nombre	3	Caisse n° 1, case T. / Caisse n° 8, case B. / Caisse n° 13, case C.	
Etuis à aiguilles. . . . . . . id.	6	Caisse n° 1, case T.	
Encriers de corne. . . . . . . id.	3	Caisse n° 1, case T. / Caisse n° 8, case D. / Caisse n° 13, case C.	
DENRÉES.			
Sel gris. . . . . Kil.	3,500	Caisse n° 8, case D.	
Bougies stéariques. . . . . . Nombre	30	Caisse n° 8, case B.	
Bougies de cire. . . . . id.	30		
Huile à brûler. . . . . Kil.	1 »	Caisse n° 8, case D.	
Eau-de-vie. . . . . Litres.	3		
Vinaigre. . . . . id.	3	Caisse n° 13, case A.	
Huile d'olives. . . . . Kil.	4 »		
Sucre. . . . . id.	2 »	Caisse n° 13, case B.	
Savon blanc. . . . . id.	1 »	Caisse n° 1, case I. / Caisse n° 8, case D. / Caisse n° 13, case A.	

Coton pour mèches. . . . . . id.	0 025	Caisse n. 8, case D.	
MÉDICAMENTS.			
Feuilles de thé hyswen. . . . id.	0 100	Caisse n. 13, case C.	
Agaric amadouvier. . . . . . id.	0 300	Caisse n. 1, case A à H. / Caisse n. 13, case C.	200 grammes dans les 8 appareils. 100 grammes dans la boîte à médicaments.
Acide acétique à 10 degrés. . id.	0 500		
Emétique pulvérisé. . . . . id.	0 020		
Ether sulfurique alcoolisé. . id.	0 060		
Acétate de plomb cristallisé. . id.	0 125		
Sulfate de quinine. . . . . . id.	0 025		
Alcoolé de cannelle de Ceylan. id.	0 100	Caisse n. 13, case C.	
Alcoolé de camphre. . . . . id.	1 »		
Alcoolé d'opium. . . . . . id.	0 200		
Extrait d'opium à 22°. . . . id.	0 020		
Ammoniaque liquide. . . . . id.	0 250		
Poudre hémostatique. . . . . id.	0 500		
Mélange solidifiable. . . . . id.	1 800	Caisse n. 13, cases A et C.	1 kil. dans la case A et 800 g. dans la case C.
Sparadrap de diachylon. . . id	3 400	Caisse n. 1, case A à H. / Caisse n. 13, cases B et C.	1 kil. dans les appareils de chirurgie et 1 k. 400 dans la boîte à médicaments et 1 k. dans la case B, caisse n° 13.

DÉSIGNATION DES OBJETS.	Quantités.	NUMÉROS des contenants et lettres indiquant les cases où sont placés les objets.	OBSERVATIONS.
MÉDICAMENTS (*Suite*).			
Percaline adhésive bandes. . Nombre	30	Caisse n. 13, case C.	
Acétate de plomb liquide. . . Kil.	2 »	Caisse n. 13, case A.	
Gomme arabique. . . . . . . id.	2 »		
Cire jaune. . . . . id.	2 »	Caisse n. 13, case B.	
Sondes d'homme. . . . . Nombre	24		
Sondes œsophagiennes. . . . id.	2	Caisse n. 13, case C.	
ACCESSOIRES DU CAISSON.			
Supports de banquette. . . . Nombre	8	Coffre n. 9.	
Courroies de banquette. . . . id.	4		
Coussins de banquette. . . . id.	2		
Coussins de dossier. . . . . . id.	2	Pour mémoire compartiment n. 12.	
Tasseaux de ressort. . . . . id.	4		
Sac de cuir pour les tasseaux. id.	1		

RESSOURCES EN PANSEMENTS.

Pansements généraux. 1,500
Id.   spéciaux (fractures diverses). . .   20
Id.   accessoires, tels qu'écharpes, ban-
            dages de corps, etc.   210
Grand linge pour réserve et pansements impré-
vus.   270

Total. 2,000

DÉTAIL DES OBJETS DE PANSEMENT
et indication des caisses ou paniers où ils se trouvent

Grand linge à pansement.

Draps. . . . . 18 { 1 dans la caisse n. 1, case J; 17 dans le panier n. 10.

Bandes roulées } . . .1548 {
232 dans les appareils de chirur-gie, caisse n. 1.
1200 dans les paniers n. 2 à 7.
116 dans les musettes appareils, coffre n. 9.

Bandages {
de corps. .   36 dans la caisse n. 1, case P.
carrés. . .   16 dans la caisse n. 1, case M.
en T. . . .   10 dans la caisse n. 1, case L.
triangulaire   25 dans la caisse n. 1, case L.

Echarpes. . . . . 105 dans la caisse n. 1, case Q.
Suspensoirs. . . . . 10 dans la caisse n. 1, case M.

Bandages à / de cuisses .   5)
fractures   \ de jambes.   5 } dans le panier n. 14.
préparés avec \ de bras. .   5)
attelles.   \ d'avant-bras   5)

Coussins de blessés. . . .   18 dans le panier n. 14.

Sacs. 8
{
6 dans les paniers n°s 2 à 7.
1 dans le panier n. 10.
1 dans le panier n. 16.

Petit linge à pansement.

Com-presses
{
assorties 3,000
{
400 dans les appareils de chirurgie, caisse n. 1.
2400 dans les paniers n. 2 à 7.
200 dans les musettes-appareils, coffre 9.

fénétrées 100
{
8 dans les appareils de chirurgie, caisse n. 1.
28 dans la caisse n. 1, case 0.
60 dans les paniers n. 2 à 7.
4 dans les musettes-appareils, coffre 9.

Charpie. . . . . . 60 k.
{
4 k. dans les appareils de chirurgie, caisse n. 1.
0 500 dans la case K, caisse n. 1.
24 k. dans les paniers n°s 2 à 7.
2 » dans les musettes-appareils, coffre 9.
0 500 dans le panier n. 14.
20 » dans le panier n. 15.
9 » dans le panier n. 16.

TABLE ALPHABÉTIQUE

DES MATIÈRES.

———

(NOTA.— Les chiffres indiquent les pages).

A.

B.

C.

D.

E.

F.

L.

M.

P.

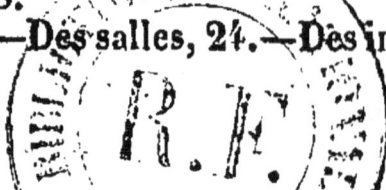

S.

T.

V.

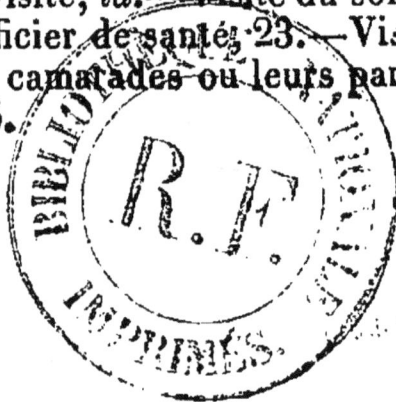

PARIS. — IMPRIMERIE GERDÈS,

RUE SAINT-GERMAIN-DES-PRÉS, 10.